MÉMOIRE

SUR L'EMPLOI

DE L'EAU CHAUDE

CONTRE

LE CHOLÉRA,

PAR

Le Docteur LASSERRE.

PARIS.

IMPRIMERIE DE GUILLOIS, FAUBOURG ST-ANTOINE, 123,
Cour de la Bonne-Graine, 11.

1850.

MÉMOIRE

SUR L'EMPLOI

DE L'EAU CHAUDE

CONTRE

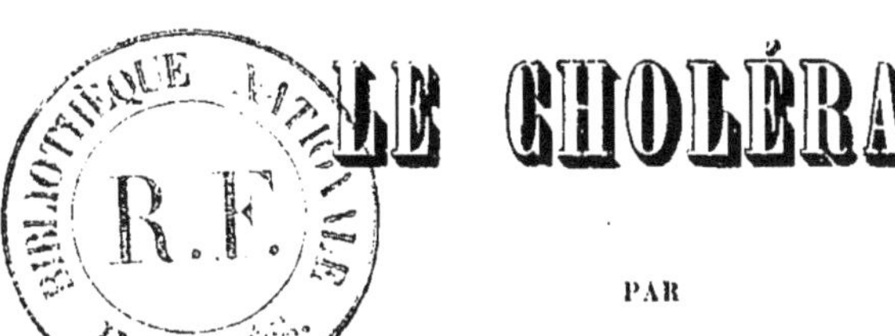

LE CHOLÉRA,

PAR

LE DOCTEUR LASSERRE.

PARIS.

IMPRIMERIE DE GUILLOIS, FAUBOURG SAINT-ANTOINE, 123,
Cour de la Bonne-Graine, 11.

1850.

MÉMOIRE

SUR

L'EMPLOI DE L'EAU CHAUDE

Contre le Choléra.

Dans l'espace de moins de dix-huit ans, la population de la France a été, à deux époques différentes, cruellement décimée par le choléra.

Aujourd'hui, comme en 1832, des milliers de veuves éplorées, d'orphelins dans la misère, peuvent attester que, *dans la majorité des cas*, cette terrible épidémie se joue malheureusement de la médecine.

Que chaque membre de la famille médicale apporte son tribut d'observations, qu'une commission, nommée par l'Académie, fasse un rapport sur tout ce que la masse des faits recueillis, peut fournir d'utile; peut-être, en agissant ainsi parviendrons-nous à atténuer, d'une manière plus efficace, les épreuves que l'avenir nous réserve.

Le choléra, comme la peste, comme la fièvre jaune, comme la suette, comme la fièvre scarlatine, comme la variole, comme toutes les maladies épidémiques enfin, est occasionné par un *principe particulier*, qui est UN pour chaque épidémie.

Ce principe pénètre dans l'économie animale, par les voies respiratoires avec l'air atmosphérique qui lui sert de véhicule.

En contact dans les poumons, avec le sang qu'il pénètre, il en détermine la décomposition par un travail intestin.

Chez un sujet affecté d'une maladie épidémique, le sang *décomposé* se divise en deux parties, dont l'une est *corps étranger* et doit être expulsée.

L'expulsion de la partie du sang, qui est corps étranger, se fait, lorsque la guérison peut avoir lieu, dans la suette, la variole, la rougeole, et par les téguments; et, dans le choléra, par les voies digestives.

Pouvons-nous conclure, de ce qui précède, qu'il est aussi dangereux d'arrêter, *dès le principe*, les vomissements et les évacuations alvines chez un cholérique que d'exposer au grand air un malade affecté de suette ou de rougeole.

Lorsque le choléra éclate, le sang est déjà décomposé.

Lorsque le sang d'un cholérique est décomposé, le principe particulier qui a déterminé cette décomposition devient inerte: vomissements, diarrhée, crampes, réfroidissement, trouble externe dans la circulation, cyanose, yeux caves, absence d'urine, tout, en un mot, résulte de la *décomposition du sang seule.*

Dirons-nous, après cela, que, dans un cas de choléra bien constaté, les spécifiques ne sont pas autrement indiqués et ne sont pas autrement utiles que la vaccination chez un malade affecté de variole?...

De quel côté chercherons-nous la trace d'indications curatives, rationnelles, contre le choléra ?...

Passons en revue, d'abord, les différents moyens préconisés jusqu'à ce jour.

La glace et les boissons froides administrées à l'intérieur, dès les premières atteintes du choléra, n'offrent-elles pas plus d'inconvénients que d'avantages? Nous ne sommes pas éloigné de le croire, en ne tenant compte que de nos propres observations; cependant, lorsque la réaction a commencé, qu'une soif vive tourmente les malades, surtout lorsque les vomissements persistent dans toute leur intensité première; la glace, *prise par petits fragments,* que les cholériques laissent fondre dans leur bouche, *peut produire d'excellents résultats.*

Les opiacés, donnés à l'intérieur, procurent un peu de calme aux cholériques que les crampes tourmentent trop cruellement; mais ils arrêtent parfois, *instantanément,* les évacuations, par le haut et par le bas, ce qui doit ajouter à la gravité de la maladie; en outre, chez les cholériques traités par les opiacés, si la réaction a lieu, elle peut être suivie de congestion soit pulmonaire, soit cérébrale.

Somme toute, nous estimons que le traitement du choléra, par les opiacés, ne doit être mis en pratique que dans quelques cas fort rares.

Les boissons chaudes, *légèrement excitantes,* ont été employées très-souvent contre le choléra; il est même vrai qu'elles ont pu contribuer puissamment à la réaction, mais il est vrai aussi que cette réaction a été, de loin en loin, le prélude d'accidents cérébraux, graves, surtout chez les très-jeunes sujets; de plus, l'estomac des cholériques supporte difficilement les boissons chaudes excitantes; et, *d'autant plus difficilement qu'elles sont plus excitantes.* Nous admettons pourtant, qu'en thèse générale, le traitement du choléra, par les boissons chaudes, plus ou moins excitantes, est préférable au traitement de cette maladie, et par la glace ou les boissons froides, et par les opiacés; nous allons plus loin, et nous disons qu'en dépouillant, si c'est possible, les boissons chaudes, plus ou moins excitantes, et de ce qui fait que l'estomac les supporte difficilement, et de ce qui fait qu'elles produisent une réaction trop brusque, nous aurons à notre disposition, un agent autrement puissant contre la maladie qui nous occupe, que tout ce que nous avons eu jusqu'à ce jour.

Voyons, maintenant, les renseignements que la physiologie pathologique peut nous fournir.

Que se passe-t-il chez un cholérique? le sang se retire des vaisseaux superficiels, de là ressort une première indication thérapeutique; si nous voulons agir, par dessus tout, par la boisson, cette boisson devra être *sudorifique*.

Nous venons de dire que, chez les cholériques, le sang se retirait des vaisseaux superficiels, il se *concentre* alors dans les vaisseaux profonds, qui se trouvent, de la sorte, *congestionnés*. Mais les cholériques, ceux-là mêmes à qui on ne donne presque rien, et, quelquefois, rien à boire, rendent, par les vomissements ou par les selles, des liquides en très-grande quantité ; si ces liquides n'ont été ingérés qu'en partie, d'où provient le reste ? Si c'est des capillaires sanguins profonds, le sang de ces capillaires *perd évidemment une partie de sa sérosité,* conséquemment, *de sa fluidité :* seconde indication thérapeutique, *boisson dissolvante.*

Dans l'état de santé, lorsque le sang veineux, en contact avec l'air dans les poumons, devient artériel, il y a action chimique et dégagement d'une certaine quantité de calorique au bénéfice du sang artériel ; comme chez un cholérique, le sang veineux ne devient artériel dans les poumons, par le contact de l'air, que d'une manière *toujours incomplète;* il s'ensuit que l'action chimique, qui a lieu pendant cette *artérisation* du sang, est plus bornée et le dégagement de calorique, au bénéfice du sang artériel, également moindre : d'où découle une troisième indication thérapeutique, *boisson chargée de calorique.*

Les crampes affreuses qui font tant souffrir les cholériques, la violence des vomissements, la force avec laquelle les matières alvines sont chassées, tout prouve que le système nerveux est dans un état de *surexcitation extraordinaire :* quatrième indication thérapeutique, *boisson sédative.*

La boisson qui convient le mieux, dans le traitement du choléra, est donc celle qui est, en même temps, *sudorifique, dissolvante, chargée de calorique,* et, enfin, *sédative.*

Une boisson sera toujours *sudorifique* pourvu qu'elle soit donnée en assez grande quantité, si elle est chargée de *calorique;* ou, ce qui revient au même, si elle est prise à une *température élevée;* une boisson *dissolvante* pourra toujours être rendue *sudorifique* et *chargée de calorique,* si on en élève assez la *température.*

Le meilleur dissolvant que nous ayons est l'eau ordinaire; l'eau ordinaire, donnée en assez grande quantité, à la température de 40 à 50 degrés, sera et sudorifique, et dissolvante, et chargée d'une certaine quantité de calorique; mais l'eau chaude est un très-bon *sédatif,* donc l'eau chaude peut remplir, *à elle seule,* les quatre indications que la physiologie pathologique du choléra prescrit.

Si l'eau chaude n'était autre chose que la boisson chaude, plus ou moins excitante, dont nous avons déjà parlé, mais privée, et de ce qui la fait supporter difficilement par l'estomac, et de ce qui lui fait précipiter sa réaction, il s'ensuivrait que nous aurions atteint le même but par deux routes différentes.

Nous avons expérimenté l'eau chaude sur un très-grand nombre de sujets, nous ne mentionnerons ici qu'un très-petit nombre d'observations, en avertissant que chez tous les malades, dont il va être parlé, il y avait vomissements, diarrhée, crampes, habitude du corps froid, pouls nul ou filiforme, cyanose, yeux excavés, absence d'urine, etc.

1° Le 13 avril dernier, nous fûmes appelé, rue du Havre, 16, pour donner nos soins à la femme Boivin, âgée de 40 ans, ayant le choléra depuis deux heures.—Prescription : eau chaude, autant que le doigt immergé pourrait la supporter, un verre toutes les dix minutes; frictions avec l'ammoniaque étendu, briques chaudes aux pieds; au bout de deux heures la réaction commença, d'abord bien faible; mais, peu à peu, la chaleur de la peau se rétablissait, le pouls était moins misérable, la malade avait soif; l'eau chaude fut remplacée par l'eau de Seltz, bue par gorgée: le cinquième jour, la malade entrait en convalescence.

2° Le 16 avril, rue Droin-Quintaine, 15, dans une chambre du rez-de-chaussée, très-humide, au fond d'une cour étroite, sale et mal aérée, nous trouvâmes le nommé Daubrey, âgé de 65 ans au moins, ayant le choléra depuis deux heures; nous prescrivîmes eau très-chaude, un grand verre toutes les dix minutes, frictions avec l'ammoniaque étendu, synapismes aux mollets, briques chaudes aux pieds.

Quoique l'eau chaude fut assez bien supportée, la réaction fut bien longtemps à devenir sensible; dès le matin du deuxième jour, de vingt à vingt-deux heures après l'invasion de la maladie, le pouls était un peu plus fort, la peau un peu moins froide et moins poisseuse, le malade avait soif; au lieu d'eau chaude, eau de Seltz, par gorgées; cinquième jour, fièvre typhoïde, avec accidents ataxiques: guérison.

3° Le 5 mai, quai de Seine, 39, le petit Mazuet, âgé de 11 ans, à peine rentré de la halle, où il était allé porter une hottée de mouron avec sa mère, eut une attaque de choléra très-grave.— Prescription : eau chaude, par demi-verre, toutes les dix minutes, frictions avec ammoniaque affaibli, synapismes aux mollets, briques chaudes aux pieds; il était alors onze heures du matin; le lendemain, de bonne heure, nous trouvâmes le pouls assez fort, la peau du corps halitueuse, mais la figure était encore froide, comme la veille; eau de Seltz au lieu d'eau chaude; la figure se réchauffe dans la journée, et le cinquième jour le malade prenait un bouillon.

4° Le 25 mai, rue de Nantes, 19, le petit Beguin, âgé de 13 ans, avait le choléra depuis au moins trois heures, lorsque nous arrivâmes près de lui; on lui avait fait boire du thé qui avait été rejeté; puis, du thé avec de l'eau-de-vie, ce qui n'avait pas mieux réussi; enfin, de l'eau froide qui avait été vomie également. — Prescription : eau chaude, à la dose de deux tiers de verre, toutes les dix minutes; le malade avait déjà pris au moins quatre verres d'eau chaude, lorsqu'il vomit un peu, mais une seule fois; la réaction s'établit assez facilement ensuite; du troisième au cinquième jour, il y eut quelques symptômes de fièvre typhoïde; le huitième jour, le malade était en convalescence.

5° Le 4 juin, rue du Havre, pension de Mlle Ollivier, une jeune fille d'une dizaine d'années, d'une constitution débile, était dans une position désespérée; chez elle les yeux étaient profondément excavés et immobiles; il y avait, de plus, mutisme presque complet et aphonie à peu près complète.— Prescription : eau chaude, par demi-verre, toutes les dix minutes; frictions avec l'ammoniaque étendu, synapismes, briques chaudes aux pieds; la journée entière se passa sans changement notable; la nuit, à peu de chose près, de même; le lendemain matin les traits paraissaient un peu moins altérés, la réaction ne fut bien sensible que vers la fin du deuxième jour; troisième jour, fièvre typhoïde, ataxie vers le soir; cinquième jour, éruption miliaire; dixième jour, convalescence.

6° Une dame de Paris, ayant perdu son unique enfant du choléra, se rendit, le 8 juin, près de sa mère, la dame D..., rue de Flandre, 14; à peine arrivée, ou en arrivant, elle fut atteinte du choléra; les accidents duraient déjà depuis au moins deux heures, lorsque nous prescrivîmes: eau chaude à l'intérieur, frictions avec ammoniaque affaibli, synapismes, cruchon d'eau chaude aux pieds; l'eau chaude était gardée à peine quelques minutes, la malade, très-indocile, avait presque toujours hors de son lit et ses pieds et ses bras; vers le soir il y eut un peu moins d'altération de la face; dans la matinée du deuxième jour, la réaction, quoique faible encore, était incontestable; les vomissements seuls conservaient toute leur intensité première. — Eau de Seltz par gorgées, petits morceaux de glace dans la bouche de temps en temps; dans la nuit du troisième au quatrième jour, les vomissements cessent tout-à-fait; le cinquième jour, bouillon de poulet.

Nous pourrions ajouter une foule de faits aux faits que nous venons de citer, car nous avons vu, du mois de mars y compris, jusqu'au 1er septembre, 115 cholériques, savoir :

En mars, 2 cholériques sur 133 malades; en nombre entier 1 cholérique sur 66 malades.

En avril, 11 cholériques sur 175 malades : 1 cholérique sur 16 malades

En mai, 33 cholériques sur 265 malades : 1 cholérique sur 8 malades.

En juin, 57 cholériques sur 320 malades : 1 cholérique sur 5 malades.

En juillet, 6 cholériques sur 184 malades : 1 cholérique sur 30 malades.

En août, 6 cholériques sur 156 malades : 1 cholérique sur 26 malades.

On voit par ce qui précède, que si le choléra n'est entré que pour un cinquième dans le total des malades, même dans les jours les plus néfastes, il ne faut pas oublier que, pendant que l'épidémie sévissait dans le département de la Seine, le nombre des malades non cholériques, *était bien plus grand qu'il ne l'est habituellement*, car, en juin, nous avons eu 320 malades y compris les cholériques, 263 sans y comprendre les cholériques, tandis que nous n'en avions guère, en moyenne, que 120 à 130, avant le choléra comme après.

Sur les 115 malades qui ont reçu nos soins, il y en avait, savoir :

Au-dessous de 10 ans	21
De 10 à 20 ans	10
De 20 à 30	21
De 30 à 40	23
De 40 à 50	19
De 50 à 60	10
De 60 à 70	7
Au-dessus de 70 ans	4
Total,	115

Le choléra a sévi avec une égale rigueur sur les personnes de tout âge ; *celles de 10 à 20 ans exceptées.*

Sur les 21 cholériques au-dessous de 10 ans, nous avons eu :

Décès	12	21
Guérisons	8	
Malade perdu de vue	1	

Sur les 10 malades de 10 à 20 ans :

Décès	0	10
Guérisons	10	

Sur les 21 malades de 20 à 30 ans :

Décès	7	21
Guérisons	9	
Admis à l'hôpital	4	
Perdu de vue	1	

Sur les 23 malades de 30 à 40 ans :

Décès	12	23
Guérisons	7	
Admis à l'hôpital	3	
Perdu de vue	1	

Sur les 19 malades de 40 à 50 ans :

Décès	12	19
Guérisons	6	
Perdu de vue	1	

Sur les 10 malades de 50 à 60 ans :

Décès	5	10
Guérisons	2	
Perdus de vue	3	

Sur les 7 malades de 60 à 70 ans :

Décès	4	7
Guérisons	1	
Perdus de vue	2	

Sur les 4 malades au-dessus de 70 ans :

Décès	4	4
Guérisons	0	
Total,		115

Dans le tableau qui précède, tous les cholériques de 10 à 20 ans ont été sauvés.

Au-dessus de 30 ans, la gravité du choléra a été en raison directe de l'âge.

Au-dessus de 70 ans il n'y a pas de guérison.

Sur la totalité de nos malades, nous avons donc eu :

Décès	56
Guérisons	43
Perdus de vue	9
Envoyés à l'hôpital	7
Total,	115

Si l'on vient nous dire qu'en mettant de côté les 16 malades perdus de vue ou envoyés à l'hôpital, il ne nous reste plus que 43 guérisons sur 99 cas de choléra, ce qui prouve peu en faveur de notre traitement par l'eau chaude,

Nous répondrons que *presque tous les cholériques près desquels nous sommes arrivés pendant les quatre premières heures de la maladie ont été sauvés*; mais qu'il n'en a pas été de même, à beaucoup près, de ceux qui avaient le choléra depuis plus de cinq heures.

Nous répondrons ensuite que nous avons été malheureusement trop souvent mal secondé.

Nous répondrons, enfin, que nous avons été quelques fois appelé à soigner des cholériques *déjà traités par la glace ou les opiacés ;* nous en avons eu qui *étaient déjà agonisants*.

Voici comment nous avons procédé dans toutes nos expériences :

Les portes et les fenêtres de la chambre du cholérique fermées avec soin ; du feu dans la cheminée ou le poêle, pour peu que le temps fût humide ou froid ; le malade était couché dans un lit bien chaud, les bras rapprochés du corps et sous la couverture; il lui était administré, s'il avait vingt ans, ou plus, *un grand verre,* s'il avait dix ans un *demi-verre,* si c'était un tout jeune enfant, *quelques cuillerées d'eau ordinaire* à la température *de 40 à 50 degrés centigrades,* et cela toutes les dix minutes; si l'on n'avait pas de thermomètre, l'eau était donnée aussi chaude que le *doigt immergé* pouvait la supporter. Il était fait des frictions, avec un mélange d'ammoniaque et de baume tranquille, mélange dans lequel l'ammoniaque entrait pour un vingtième, si c'était pour un tout jeune enfant; et pour un huitième, si c'était pour un vieillard. A défaut d'une personne robuste et de bonne volonté, pour faire les frictions on se bornait à appliquer des synapismes et à mettre des briques chaudes ou des cruchons d'eau chaude aux pieds.

Lorsque la réaction commençait, l'eau chaude était remplacée par une boisson légèrement acidulée, presque froide; l'eau de Seltz par gorgée convenait parfaitement lorsqu'on pouvait s'en procurer.

Si, à la fin du deuxième jour, ou au commencement du troisième, les vomissements continuaient, l'usage de la glace, par petits fragments, que les malades laissaient fondre dans leur bouche, produisait de très bons effets; la glace pouvait encore être employée, mais avec beaucoup de prudence, dès que la réaction commençait, principalement lorsque la soif était vive et les vomissements intenses.

Arrivé là de notre traitement, nous n'avions plus qu'à surveiller nos malades, à lutter contre les accidents qui pouvaient surgir, en attendant la convalescence.

Nous nous résumons en disant :

OUI, le choléra, comme toutes les maladies épidémiques, est occasioné par un principe particulier.

NON, le choléra n'est pas contagieux.

OUI, le principe particulier qui occasionne le choléra amène la décomposition du sang.

NON, une fois le sang décomposé, le principe particulier qui a amené cette décomposition n'agit plus.

OUI, tous les désordres qui suivent la décomposition du sang sont produits par la décomposition du sang seule.

NON, dans le traitement du choléra, on ne doit pas arrêter, dès le principe, les vomissements et les évacuations alvines.

OUI, l'eau chaude est préférable à tous les autres moyens employés jusqu'à ce jour contre le choléra.

Nous finissons en avouant que si notre opuscule a le mérite de provoquer, au sein de l'Académie de médecine, une discussion approfondie des questions que nous ne faisons qu'indiquer, nous serons satisfait, car nous n'espérons pas autre chose.

Mémoire adressé à l'Académie de Médecine le 4 Décembre 1849.

www.ingramcontent.com/pod-product-compliance
Ingram Content Group UK Ltd.
Pitfield, Milton Keynes, MK11 3LW, UK
UKHW020553230726
13925UKWH00006B/2584

9 782019 282516